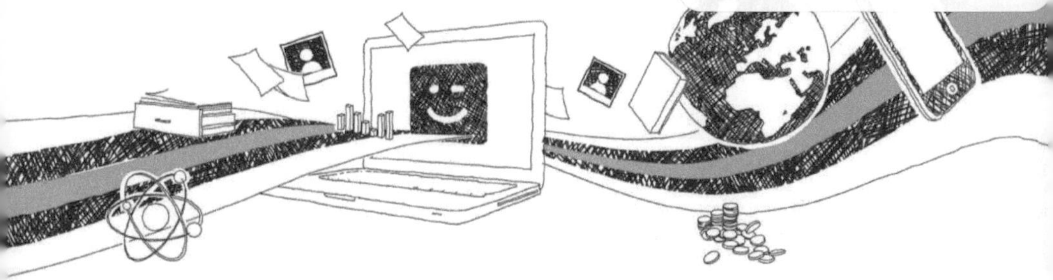

Bibliographic information published by the German National Library:

The German National Library lists this publication in the National Bibliography; detailed bibliographic data are available on the Internet at http://dnb.dnb.de .

Imprint:

Print and binding: Books on Demand GmbH, Norderstedt Germany
ISBN: 9783668748224

This book at GRIN:

https://www.grin.com/document/431677

Emiliano Maybisher

Síndrome de enfermedad celíaca, calcificaciones cerebrales y epilepsia

GRIN Verlag

Síndrome de enfermedad celíaca, calcificaciones cerebrales y epilepsia.

Autor: Emiliano, Maybisher

Institución: Instituto de Formación Técnica Superior N° 10 – Técnico Superior en Análisis Clínicas.

Contenido

Agradecimiento

Alentado por la profesional Silvina Perez agradezco su motivación en mejorar la calidad de cada uno de sus estudiantes, brindándoles herramientas para desarrollarse a futuro, un especial agradecimiento a mis compañeros de carrera que tanto como sostén o como consulta son parte importante de este trabajo.

Objetivo principal

Esta investigación es orientada a la obtención del conocimiento de esta enfermedad con el objetivo de brindar una herramienta más para el desarrollo de la misma.

Introducción

Recopilando información desde el trabajo estadístico, el trabajo de campo y La mejor evidencia disponible, esta investigación está orientada en demostrar la incidencia demográfica en la aparición del síndrome de enfermedad celiaca, calcificaciones cerebrales y epilepsia en determinados países donde esta enfermedad no era frecuente.

El tipo de alimentación en países como Italia, España, Argentina o Uruguay son factores determinantes para la aparición de este síndrome, la dieta rica en cereales en determinado suelo y su clima influye en su evolución.

Resumen

El síndrome de enfermedad celíaca, calcificaciones cerebrales y epilepsia es un tipo de complicación que surge como base de la enfermedad celiaca (EC), se debe diagnosticar correctamente ya que esta enfermedad puede llegar a generar un gran deterioro neuropsiquico irremediable.

Abstract

The syndrome of celiac disease, cerebral calcifications and epilepsy is a type of complication that arises as the basis of celiac disease (CD), it must be diagnosed correctly since this disease can lead to a great irreparable neuropsychic deterioration.

Síndrome de enfermedad celíaca, calcificaciones cerebrales y epilepsia.

El síndrome de Gobbi fue descrito por primera vez en 1976 por los doctores Garwicz y Mortensson, para luego ser ampliada de manera más integral en 1992 por Giuseppe Gobi un médico Italiano que dio cuenta de una asociación étnica a este padecimiento, descubriendo que mayoritariamente se dieron casos en Italia, España y Argentina.

Este síndrome reúne tres tipos de condiciones: enfermedad celiaca, calcificaciones cerebrales y epilepsia (CEC).

Enfermedad Celiaca

La enfermedad celiaca es una enteropatía severa autoinmune, se presenta por el consumo de cereales que contienen gluten en individuos predispuestos a contraerla. Esto provoca un síndrome de mal absorción lo cual provoca una atrofia total o parcial de las vellosidades del intestino delgado. La eliminación del gluten de la dieta produce una mejoría prácticamente total de las mismas y su reintroducción es seguida de nuevo por su alteración histológica. Aunque el síndrome de malabsorción no siempre está presente, la enfermedad puede presentarse a cualquier edad, nunca antes de la ingesta de cereales, aunque su incidencia clínica difiere mucho con la edad de inicio. Esta enfermedad se asocia con los alelos del antígeno leucocitario humano (HLA) DQA1*0501/DQB1*0201, en presencia reiterada de gluten, la enfermedad se auto perpetua. Se considera que la enfermedad celiaca suele presentarse con síntomas frecuentes: como la diarrea prolongada, detención del crecimiento ponderal, vómitos, falta de apetito, detención del crecimiento estatural y cambios de carácter. Los signos más frecuentes que se destacan: son la distensión abdominal, esteatorrea, aspecto triste e indiferente a los estímulos, irritabilidad, escaso panículo adiposo, masas musculares pobres y palidez de piel. Otros síntomas principales se dan con la presencia de alteraciones afectivas y de la conducta. Sin embargo, los únicos signos que da la enfermedad celiaca son los morfológicos de la mucosa del intestino delgado del paciente con y sin gluten en la dieta junto con la presencia de anticuerpos, de alta especificidad diagnóstica y sensibilidad para la enfermedad celiaca, como son los anticuerpos IgA antiendomisio e IgA antigliadina. La utilización de los test de anticuerpos han permitido que casos de Enfermedad celiaca que no habían sido diagnosticadas como tal sean fácilmente reconocidas. Otros padecimientos atípicos incluyen las manifestaciones extra intestinales tales como talla baja, retraso puberal, anemia por deficiencia en hierro o ácido fólico, alteraciones del esmalte dental, osteoporosis, diátesis hemorrágica, etc.

Esta enfermedad celiaca también se puede asociar con otras enfermedades que tienen una base inmunológica o no de enfermedad celiaca, tanto general como neurológica. Al menos el 10% de los niños con enfermedad celiaca presentan de forma asociada otras alteraciones entre las que destacan de forma especial la deficiencia en IgA, dermatitis herpetiforme, anomalías del esmalte dental y la diabetes mellitus tipo 1. También se han descrito asociada con una alta prevalencia a enfermedades autoinmunes, síndrome de Down, neoplasias del tubo digestivo, hepatitis crónica, conectivopatías, glomerulonefritis IgA, osteomalacia, retraso puberal, anemia ferropénica, osteoporosis, infertilidad y diversas alteraciones neurológicas y psiquiátricas.

Alteraciones neurológicas

Desde hace mucho tiempo, se ha observado la relación existente entre la EC y diversas alteraciones neurológicas. Es por ello por lo que algunas alteraciones neurológicas se incluyen como un signo de enfermedad celiaca, esta relación hasta no hace mucho tiempo era desconocida, en último tiempo algunos de los pacientes parecían responder a un tratamiento parenteral de piridoxina. Estos autores observaron la similitud entre las alteraciones neurológicas que presentaban sus pacientes celíacos y otros pacientes con afectación en el metabolismo de la piridoxina y sugirieron que ésta podría ser la causa de las anomalías neurológicas. Los primeros estudios neurológicos en relación a la enfermedad celiaca se dieron con 30 casos control de pacientes con este padecimiento, dos casos presentaban crisis epilépticas (mioclónicas y parciales motoras).

Estos hallazgos tratan de relacionar el nivel plasmático de piridoxina con el nivel de cumplimiento de la dieta sin gluten, sin que observasen resultados concluyentes en ese sentido. En los últimos años se ha enfatizado la importancia del déficit de la vitamina E en la aparición de sintomatología neurológica. La vitamina E en este caso juega un papel importante como antioxidante, depurando y previniendo la agresión de los radicales libres sobre lípidos insaturados de estructuras celulares. También contribuye en el control de la permeabilidad y en la estabilidad de la membrana celular. A partir de los años ochenta se reconoce su déficit como responsable de los síntomas neurológicos acompañantes de síndromes de malabsorción. Los hallazgos clínicos neurológicos más comunes descritos en la deficiencia de vitamina E son hiporeflexia ataxia cerebelosa, disminución de sensibilidad propioceptiva, disartria, oftalmoplejía, temblor intencional y retinopatía. Como responsables de la deficiencia de la vitamina E se incluyen todas aquellas enfermedades que cursan con mal absorción de grasas: abeta-lipoproteinemias, colestasis crónicas, insuficiencia pancreática exocrina y alteraciones de la mucosa intestinal como en la enfermedad celiaca. La presencia de epilepsia en pacientes celíacos ya ha sido descripta hace muchos años, el investigador Daynes en 1956 descubrió que el 25% de sus pacientes jóvenes con el síndrome pre-celíaco habían presentado crisis epiléptica, él menciona que en un grupo de 16 pacientes adultos 5 padecen crisis inexplicadas de pérdida de conciencia, en otra serie de 30 pacientes con celiaquía encuentran que 2 que representan el 6,6% presentaban crisis epilépticas. El doctor Laidlow de 165 casos control de pacientes celíacos encontró que 9 presentaron crisis epilépticas (7 de ellas de tipo temporal), lo que representa una prevalencia del 5,45%. Si la incidencia de epilepsias en la población general es aproximadamente del 0,5%. El investigador Ranua descubre una elevación significativa de anticuerpos antigliadina clase IgA en pacientes con epilepsia idiopática para luego el doctor Mavroudi encuentra una mejora de las crisis con un tratamiento libre de gluten. La descripción de calcificaciones occipitales, epilepsia y Enfermedad celiaca fue publicada por primera vez por Sammaritano en 1988, desde entonces se han publicado diferentes investigaciones de pacientes en los que la presencia de calcificaciones cerebrales, epilepsia y Enfermedad celiaca ha llevado a considerar la existencia de una asociación o que se trate de un nuevo síndrome con un posible origen genético común, sin poder descartar otras posibilidades etiopatogenias como las relacionadas con el déficit de ácido fólico. La mayoría de los estudios descritos hasta la actualidad de epilepsia, calcificaciones occipitales y Enfermedad celiaca proceden de Italia, siendo el resto de pacientes de origen argentino, iniciándose posteriormente la publicación de casos en España y Uruguay.

Las descripciones en otras áreas geográficas son escasas y se limitan a pocos casos. Es importante el conocimiento y descripción de este síndrome, con fines diagnósticos y de terapia precoz, especialmente en aquellos pacientes con crisis epilépticas de difícil control y que aún sin datos clínicos de malabsorción cumplen criterios histopatológicos y analíticos de Enfermedad celiaca.

Cerebros con epilepsia y calcificaciones con enfermedad celiaca

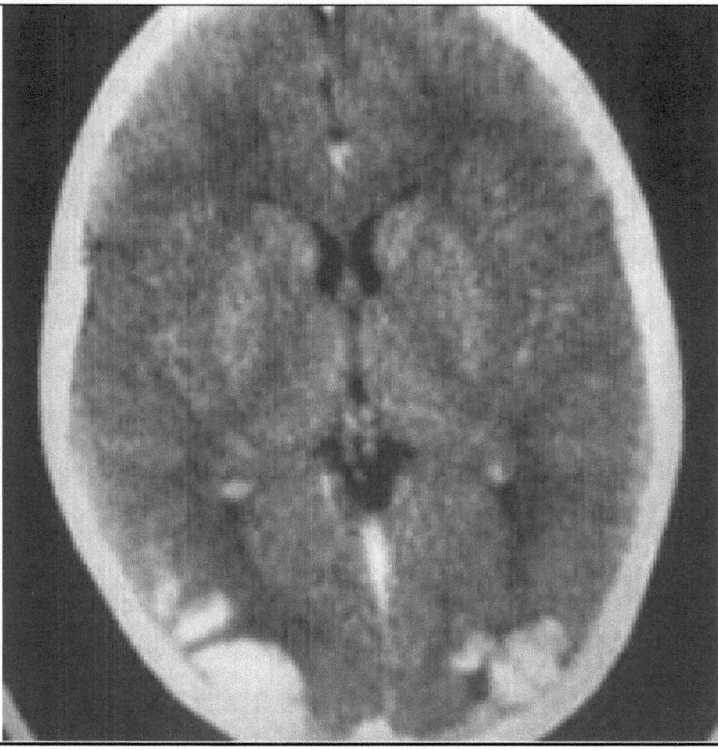

Fuente: https://www.neurologia.com/articulo/2004513

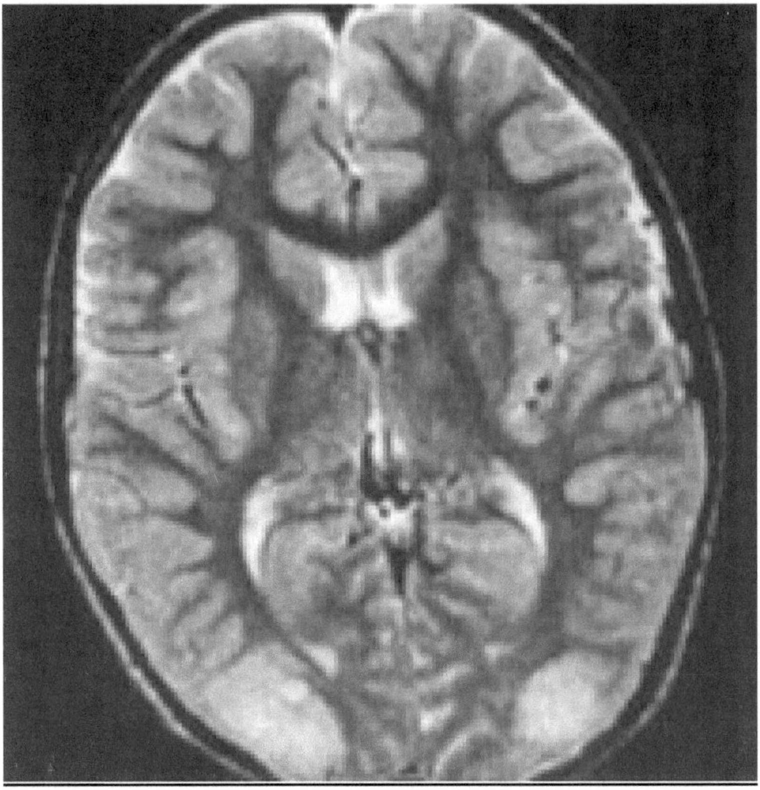

Fuente: https://www.neurologia.com/articulo/2004513

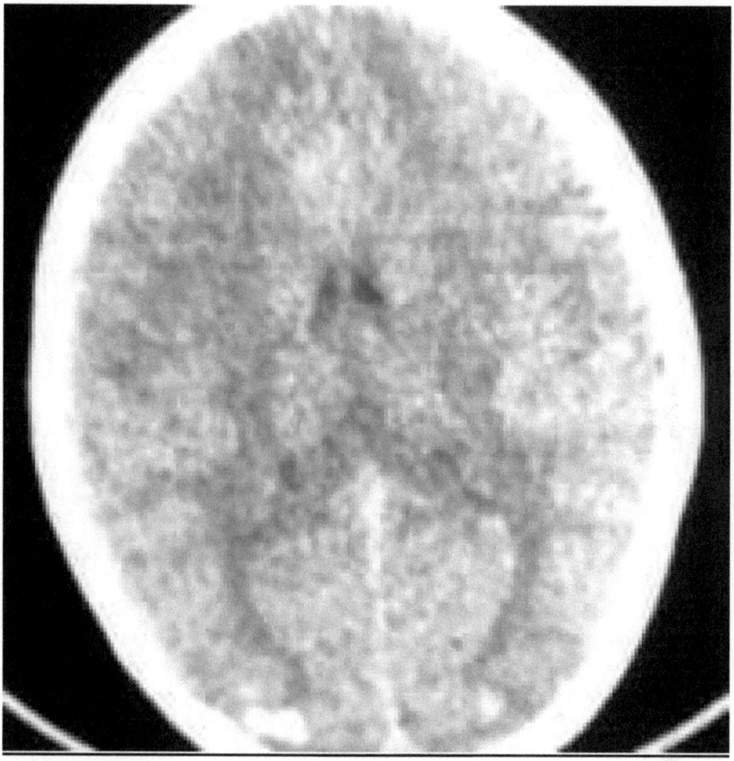

Fuente: https://www.neurologia.com/articulo/2004513

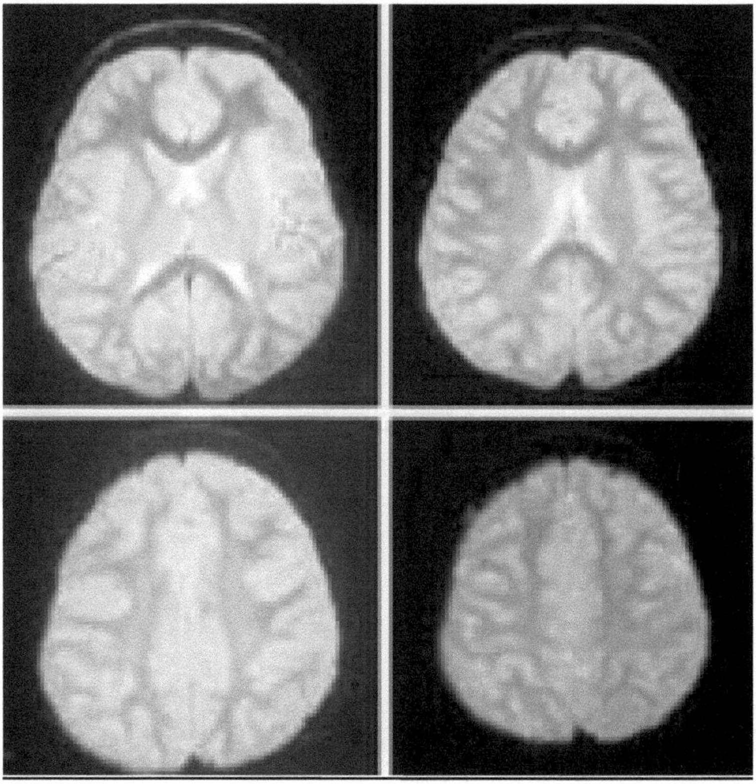

Fuente: https://www.neurologia.com/articulo/2004513

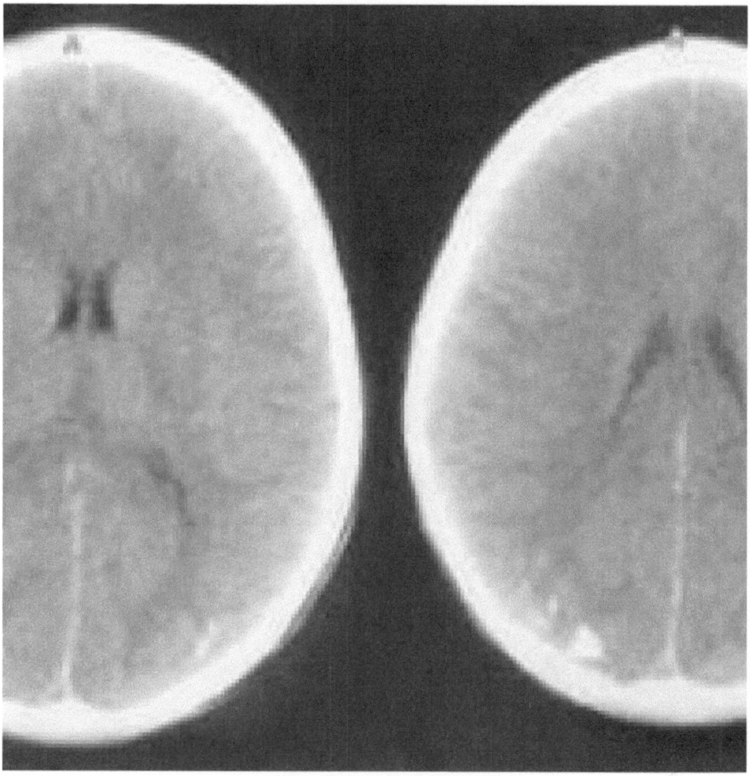

Fuente: https://www.neurologia.com/articulo/2004513

Producción de cereales en el mundo

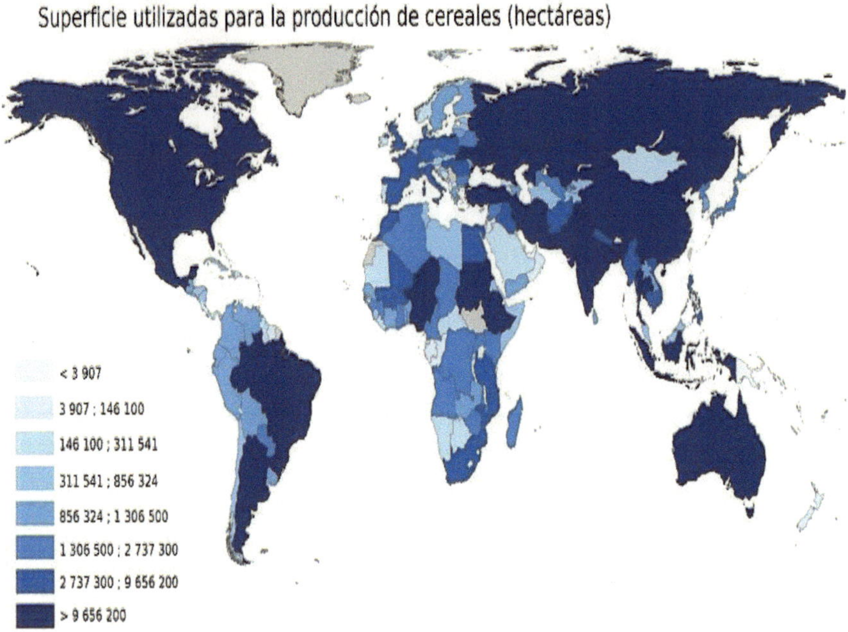

Fuente: https://es.actualitix.com/pais/wld/superficie-utilizada-para-la-produccion-de-cereales.php

En cuanto a la producción de cereal en los países mencionados Italia, Argentina, España y Uruguay en cuanto al padecimiento de esta enfermedad vemos que la tasa de producción de cereales es muy alta en Argentina y un poco menos en el resto de los países mencionados anteriormente, podemos ver que en el mundo está bastante desarrollada la producción de cereales y su acceso es muy sencillo sin importar su estrato social.

Tipo de clima

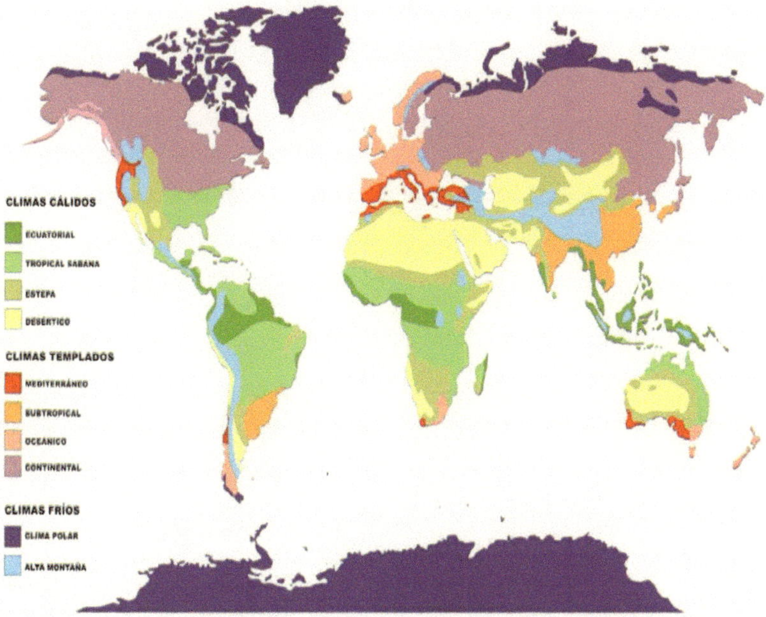

Fuente: http://recursostic.educacion.es/secundaria/edad/3esohistoria/quincena1/imagenes1/3c-climadistribucion/index.htm

La relación entre los países estudiados con respecto al clima donde se cosechan cereales podemos ver que el clima oceánico en primero lugar es un tipo clima templado caracterizado por la variabilidad brusca en las temperaturas y sus abundantes precipitaciones a causa de la cercanía al océano. Los inviernos se caracterizan por ser fríos y los veranos frescos con una oscilación térmica anual pequeña. Las lluvias suelen ser abundantes, este tipo de clima podemos encontrarlo en el sur de Argentina y en parte del norte de España, el orto clima incidente en la región europea de estos dos países es el clima mediterráneo es un tipo de clima templado al igual que el oceánico o el pampeano en Argentina. Se lo conoce por tener inviernos templados y lluviosos veranos secos y calurosos, con otoños y primaveras variables, tanto en temperaturas como en precipitaciones. El nombre lo recibe del mar Mediterráneo, área donde es típico este clima y adquiere mayor extensión geográfica, pero también está presente en otras zonas del planeta, aunque con variaciones en cuanto a la distribución de las temperaturas.

Las lluvias no suelen ser muy abundantes, aunque hay zonas donde se sobrepasan los 1000 mm. Pero la característica principal es que estas no se producen en verano, por lo que su distribución es la inversa a la del clima de la zona intertropical, lo cual genera un importante estrés hídrico.

Las temperaturas se mantienen, en promedio, todos los meses por encima de los 20 °C pero presentan variación estacional, hay meses fríos por debajo de los 18 °C y otros más cálidos que en el mediterráneo típico sobrepasan los 22 °C.

Dieta Mediterránea

La alimentación en países como Italia o España los antes ya mencionados se han caracterizado por seguir un proceso alimentario que se destacar por la ingestión de grasas aceite de oliva, pescado y frutos secos, y por sobre todas las cosas una dieta rica en cereales y vegetales como base de los platos y carnes o similares como "guarnición", también la base de este tipo de dieta se la caracteriza por el uso constante de pastas derivadas de harina de trigo, la cual como ya hemos mencionado es uno de los tipo de cereales que contienen alta cantidad de gluten, esto nos hace pensar que uno de los factores que afectan a estas etnias es su tipo de dieta.

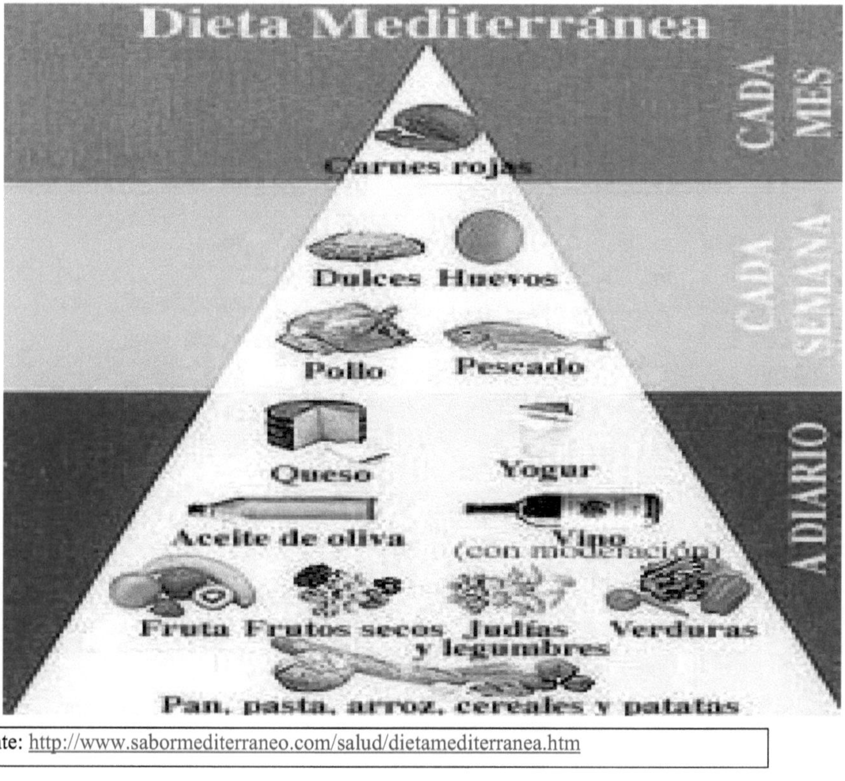

Fuente: http://www.sabormediterraneo.com/salud/dietamediterranea.htm

Dieta libre en gluten.

El gluten hace referencia a las proteínas halladas tanto en el trigo, avena, centeno y cebada, lo cual causa una reacción adversa en las personas con desordenes relacionados al gluten. En una dieta libre de gluten, estos alimentos y cualquier derivado de ellos, debe ser completamente suprimido de la dieta. Esto incluye alimentos ya conocidos como: panes, pastas o productos horneados hechos con harinas lo cuales contienen gluten, pero también se puede incluir dentro de los alimentos menos evidentes a las salsas, aderezos, sopas y otros alimentos procesados, ya que pueden encontrarse proteínas referenciales al gluten las cuales en la denominada contaminación cruzada dentro del proceso de elaboración de alimentos pueden llegar a aparecer. (Una aclaración la avena es por naturaleza libre de gluten; pero a comúnmente en su cultivo y/o procesamiento es contaminada con trigo, por lo tanto solo avena certificada libre de gluten es aceptada en una dieta libre de gluten.)

Pirámide nutricional libre de gluten

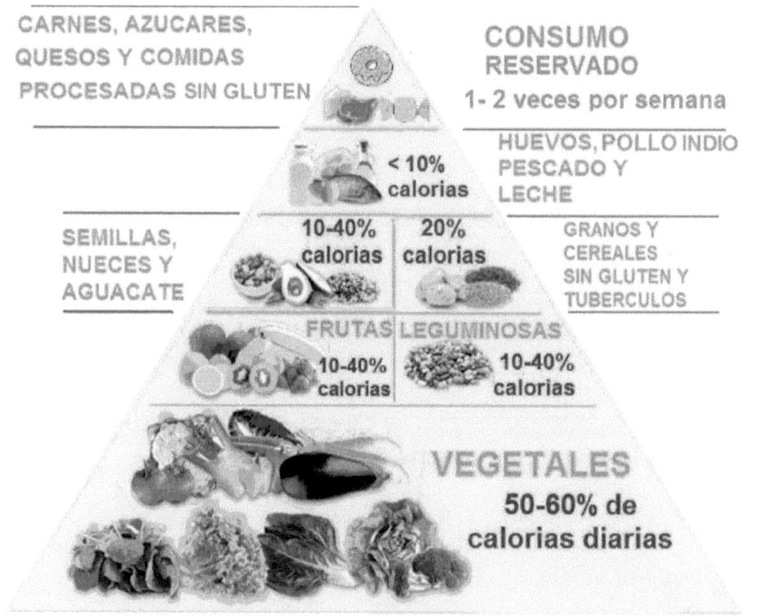

CARNES, AZUCARES, QUESOS Y COMIDAS PROCESADAS SIN GLUTEN
CONSUMO RESERVADO
1- 2 veces por semana
< 10% calorias
HUEVOS, POLLO INDIO PESCADO Y LECHE
SEMILLAS, NUECES Y AGUACATE
10-40% calorias
20% calorias
GRANOS Y CEREALES SIN GLUTEN Y TUBERCULOS
FRUTAS
10-40% calorias
LEGUMINOSAS
10-40% calorias
VEGETALES
50-60% de calorias diarias

Fuente: http://celiacos-el-salvador.blogspot.com/2011/10/como-cocinar-sin-gluten-por-licda.html

Inmigración

La inmigración italiana y española se la caracterizo por ser una de las más numerosas dentro de los países tanto Argentina como Uruguay.

Se calcula que alrededor de unos 35 millones de argentinos son descendientes completa o parcial de italianos o españoles. Esta inmigración lo que provoco en los países rioplatenses fue un gran cambio en sus costumbres tanto culturales como alimenticias lo que derivó en la adopción de una dieta similar a la dieta Italiana la cual se caracteriza por ser rica en cereales.

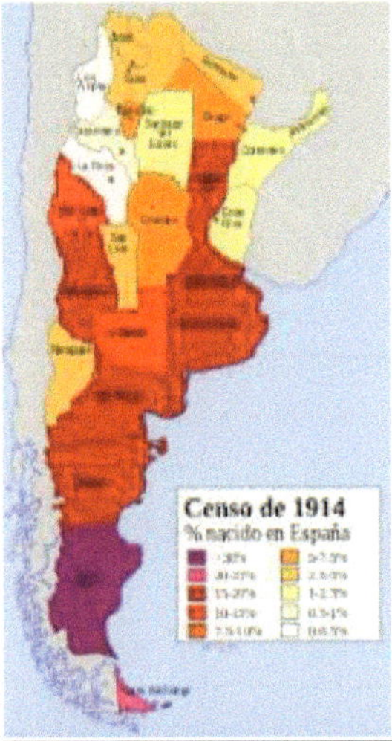

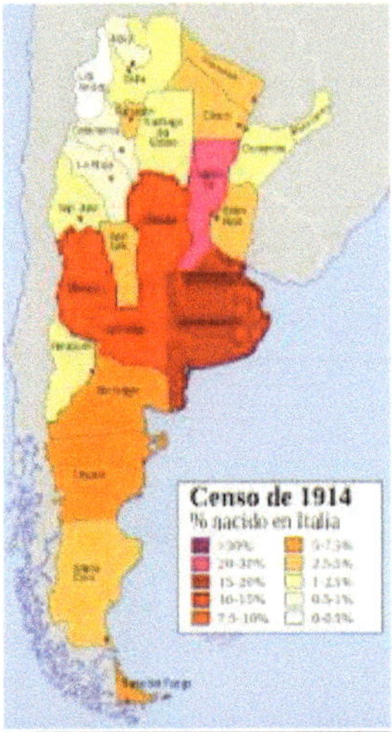

Fuente: https://www.revolvy.com/main/index.php?s=Italian+Argentines

Fuente: https://revistadehistoria.es/la-inmigracion-espanola-europea-la-argentina/

Diagnostico

Según datos de censo en diversos grupos para celiacos he podido recopilar una estadística en base a 60 miembros de la comunidad Celiaca Argentina:

Cantidad de personas de descendencia española
1) Natalia Pardal -------------------- Descendencia española.
2) Patricia Fernández--------------- Descendencia española.
3) Carolina Candela Cortez--------- Descendencia española.
4) Daniza Mansilla------------------ Descendencia española.
5) Norma Alicia Orellana---------- Descendencia española.
6) Mariela Escanaverino Feijóo--- Descendencia española.
7) Ester Zuñiga---------------------- Descendencia española.
8) Maria Jose Morales--------- Descendencia española.
9) Juan Iglesias------------------ Descendencia española.
10) Blanca Romo--------------- Descendencia española.
11) Angelina Carbajal--------- Descendencia española.
12) Valentina Mendez--------- Descendencia española.
13) Rocío Belén Sánchez-------Descendencia española.
14) Aldo Garcia Videla--------- Descendencia española.

15) Yanina Escobar------------- Descendencia española.

16) Griselda Torres------------- Descendencia española.

17) Marie Rosado--------------- Descendencia española.

18) Valeria Gonzalez----------- Descendencia española.

19) Eduardo Garazo------------ Descendencia española.

20) Gabriela Juanco------------ Descendencia española.

21) Noelia Castro--------------- Descendencia española.

22) Federico Carrizo----------- Descendencia española.

23) Lucia Lombardero--------- Descendencia española.

24) Silvia Gauna----------------- Descendencia española.

25) Gabriela Buxeda----------- Descendencia española.

26) Andrea Lopes--------------- Descendencia española.

27) Valeria Albornoz----------- Descendencia española.

28) Beatriz Angelica Rivera--- Descendencia española.

29) Fernando Blanco----------- Descendencia española.

30) Victoria Nuñez------------- Descendencia española.

31) Daniela Insua---------------- Descendencia española.

32) Rosana Ormeño------------ Descendencia española.

33) Patricia Gonzalez---------- Descendencia española.

34) Florencia Castillo--------------- Descendencia española.

35) Candela Mancuello------------- Descendencia española.

36) Mateo Mate Barroso----------- Descendencia española.

37) Eliana Allende------------------- Descendencia española.

38) Elizabeth Angelica Goyaran--- Descendencia española.

39) Mayra Carrillo------------------- Descendencia española.

Cantidad de personas de descendencia italiana

1) Sergio Innocetta------------------------ Descendencia italiana.

2) Roberto Fabian Ruso Cornellana--- Descendencia italiana.

3) Vanina Muñoz-------------------------- Descendencia italiana.

4) Lucchiano Silencito--------------------- Descendencia italiana.

5) Romina De Lucia----------------------- Descendencia italiana.

6) Marcela Colleoni----------------------- Descendencia italiana.

7) Monica Bacchi------------------------- Descendencia italiana.

8) Matias Bertoldi------------------------ Descendencia italiana.

9) Ana Alejandrina Mora Serrano----- Descendencia italiana.

10) Romina Cocchi------------------------Descendencia italiana.

11) Graciela Mónica Alleva------------ Descendencia italiana.

12) Clau Reggiani------------------------ Descendencia italiana.

13) Yaquelin Gianini-------------------- Descendencia italiana.

14) Daiana Rippa------------------------ Descendencia italiana.

15) Juan Antonini------------------------ Descendencia italiana.

16) Silvia Pagani-------------------------- Descendencia italiana.

17) Denise Soledad Giachetto--------- Descendencia italiana.

18) Lucrecia Albertengo----------------- Descendencia italiana.

Cantidad de personas de otras descendencias
1) Edgardo Marker--------------------- Descendencia alemana.
2) Paine Plez---------------------------- Descendencia francesa.
3) Marcos Lier-------------------------- Descendencia alemana.

TOTAL DE PERSONAS DESCENDIENTE EN PAISES SOBRE 60 CASOS

PAISES	TOTAL DE PERSONAS EN ESTUDIO
ESPAÑOLES	39
ITALIANOS	18
ALEMANES	2
FRANCESES	1

Estadística de nacimientos

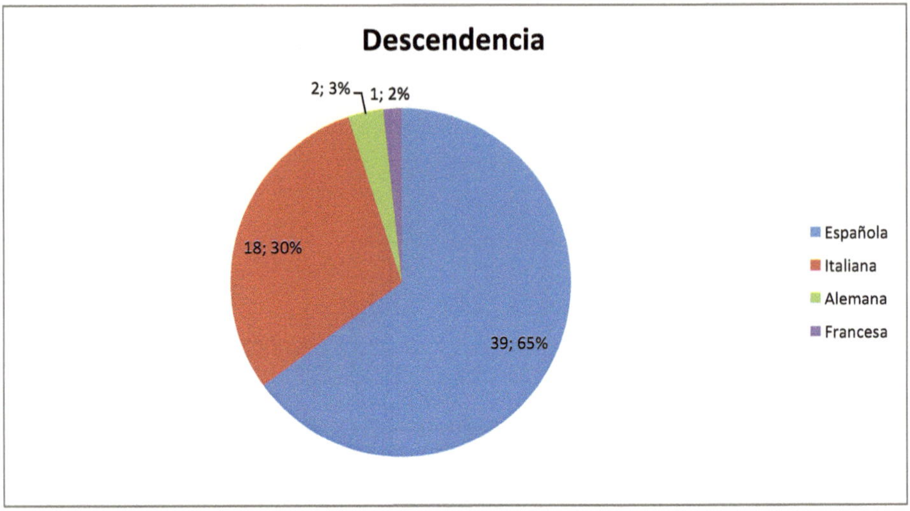

Teniendo una base de 50 encuestas podemos desarrollar diversas estadísticas que nos ayudan a comprender el nivel de conocimiento de esta enfermedad:

Trabajadores	Conocen enfermedad celiaca	No conocen enfermedad celiaca	Total
Salud	18	0	18
No salud	30	2	32
Total	48	2	50

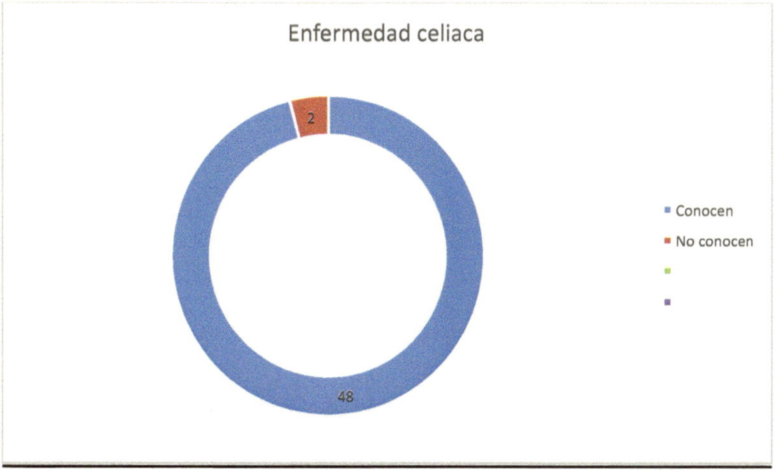

Trabajadores	Conocimiento de enfermedad celiaca, con calcificaciones cerebrales y epilepsia	No conocimiento de enfermedad celiaca, con calcificaciones cerebrales y epilepsia	Total
Salud	4	14	18
No salud	0	32	32
Total	4	46	50

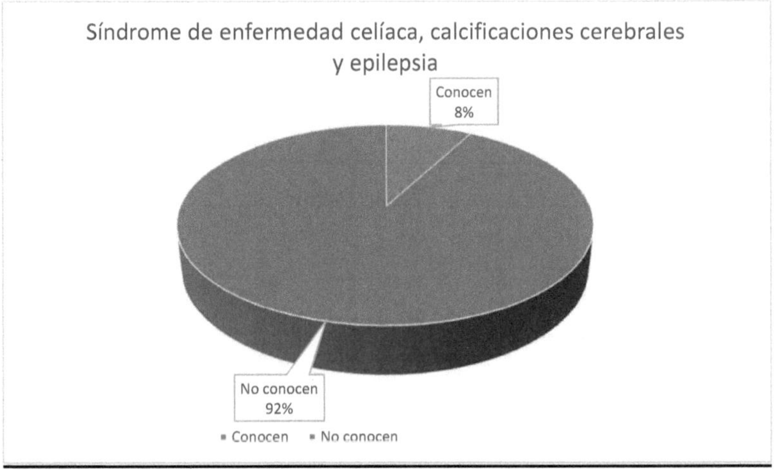

Conclusión

Luego de recopilar diversa información tanto a nivel demográfico, nutricional, climático y científico se llega a la conclusión que este síndrome de enfermedad celiaca, calcificaciones cerebrales y epilepsia está ampliamente relacionada con el estilo de vida de la población, como con su alimentación.

El clima podemos presuponer que es de una alta influencia en los cultivos de cereales, ya que el clima templado favorece a su crecimiento rico en gluten.

Esta enfermedad no es inherente a un solo tipo etnia sino al tipo de dieta que estos consumen, donde puede haber una mayor probabilidad de desarrollar este síndrome, dado que la celiaquía es la base de esta enfermedad.

La enfermedad celíaca hoy en día está desarrollándose constantemente en todo el mundo, siendo una enfermedad conocida por la mayor parte de la población, favoreciendo esto al cuidado en el consumo de productos ricos en gluten.

El síndrome de enfermedad celiaca, calcificaciones cerebrales y epilepsia es un padecimiento poco frecuente pero que si no se toman los recaudos necesarios podemos empezar a verlo forma más frecuente en el mundo, sobre todo en países como Argentina, Uruguay, España o Italia.

La carga genética de los individuos de estos países hace suponer una herencia en la descendencia siendo más propensos a ser afectados a esta enfermedad, teniendo que tener mayor recaudo en cuanto a su alimentación.

Viendo los resultados positivos en la dieta libre en gluten en la mayoría de los casos analizados se recomienda desde la edad temprana el consumo controlado de alimentos de la denominada sigla TACC.

Anexo (encuestas)

Encuesta N°1

Es usted un trabajador o estudia algo relacionado con la salud.

Si x

No

Conoce la enfermedad celiaca

Si x

No

Conoce el síndrome de enfermedad celiaca, calcificaciones cerebrales y epilepsia

Si x

No

Encuesta N°2

Es usted un trabajador o estudia algo relacionado con la salud.

Si

No x

Conoce la enfermedad celiaca

Si x

No

Conoce el síndrome de enfermedad celiaca, calcificaciones cerebrales y epilepsia

Si

No x

Encuesta N°3

Es usted un trabajador o estudia algo relacionado con la salud.

Si

No x

Conoce la enfermedad celiaca

Si x

No

Conoce el síndrome de enfermedad celiaca, calcificaciones cerebrales y epilepsia

Si

No x

Encuesta N°4

Es usted un trabajador o estudia algo relacionado con la salud.

Si

No x

Conoce la enfermedad celiaca

Si x

No

Conoce el síndrome de enfermedad celiaca, calcificaciones cerebrales y epilepsia

Si

No x

Encuesta N°5

Es usted un trabajador o estudia algo relacionado con la salud.

Si x

No

Conoce la enfermedad celiaca

Si x

No

Conoce el síndrome de enfermedad celiaca, calcificaciones cerebrales y epilepsia

Si

No x

Encuesta N°6

Es usted un trabajador o estudia algo relacionado con la salud.

Si

No x

Conoce la enfermedad celiaca

Si x

No

Conoce el síndrome de enfermedad celiaca, calcificaciones cerebrales y epilepsia

Si

No x

Encuesta N°7

Es usted un trabajador o estudia algo relacionado con la salud.

Si x

No

Conoce la enfermedad celiaca

Si x

No

Conoce el síndrome de enfermedad celiaca, calcificaciones cerebrales y epilepsia

Si x

No

Encuesta N°8

Es usted un trabajador o estudia algo relacionado con la salud.

Si x

No

Conoce la enfermedad celiaca

Si x

No

Conoce el síndrome de enfermedad celiaca, calcificaciones cerebrales y epilepsia

Si

No x

Encuesta N°9

Es usted un trabajador o estudia algo relacionado con la salud.

Si

No x

Conoce la enfermedad celiaca

Si x

No

Conoce el síndrome de enfermedad celiaca, calcificaciones cerebrales y epilepsia

Si

No x

Encuesta N°10

Es usted un trabajador o estudia algo relacionado con la salud.

Si

No x

Conoce la enfermedad celiaca

Si

No x

Conoce el síndrome de enfermedad celiaca, calcificaciones cerebrales y epilepsia

Si

No x

Encuesta N°11

Es usted un trabajador o estudia algo relacionado con la salud.

Si

No x

Conoce la enfermedad celiaca

Si x

No

Conoce el síndrome de enfermedad celiaca, calcificaciones cerebrales y epilepsia

Si

No x

Encuesta N°12

Es usted un trabajador o estudia algo relacionado con la salud.

Si

No x

Conoce la enfermedad celiaca

Si x

No

Conoce el síndrome de enfermedad celiaca, calcificaciones cerebrales y epilepsia

Si

No x

Encuesta N°13

Es usted un trabajador o estudia algo relacionado con la salud.

Si

No x

Conoce la enfermedad celiaca

Si x

No

Conoce el síndrome de enfermedad celiaca, calcificaciones cerebrales y epilepsia

Si

No x

Encuesta N°14

Es usted un trabajador o estudia algo relacionado con la salud.

Si x

No

Conoce la enfermedad celiaca

Si x

No

Conoce el síndrome de enfermedad celiaca, calcificaciones cerebrales y epilepsia

Si

No x

Encuesta N°15

Es usted un trabajador o estudia algo relacionado con la salud.

Si

No x

Conoce la enfermedad celiaca

Si x

No

Conoce el síndrome de enfermedad celiaca, calcificaciones cerebrales y epilepsia

Si

No x

Encuesta N°16

Es usted un trabajador o estudia algo relacionado con la salud.

Si

No x

Conoce la enfermedad celiaca

Si x

No

Conoce el síndrome de enfermedad celiaca, calcificaciones cerebrales y epilepsia

Si

No x

Encuesta N°17

Es usted un trabajador o estudia algo relacionado con la salud.

Si x

No

Conoce la enfermedad celiaca

Si x

No

Conoce el síndrome de enfermedad celiaca, calcificaciones cerebrales y epilepsia

Si

No x

Encuesta N°18

Es usted un trabajador o estudia algo relacionado con la salud.

Si x

No

Conoce la enfermedad celiaca

Si x

No

Conoce el síndrome de enfermedad celiaca, calcificaciones cerebrales y epilepsia

Si x

No

Encuesta N°19

Es usted un trabajador o estudia algo relacionado con la salud.

Si

No x

Conoce la enfermedad celiaca

Si x

No

Conoce el síndrome de enfermedad celiaca, calcificaciones cerebrales y epilepsia

Si

No x

Encuesta N°20

Es usted un trabajador o estudia algo relacionado con la salud.

Si

No x

Conoce la enfermedad celiaca

Si x

No

Conoce el síndrome de enfermedad celiaca, calcificaciones cerebrales y epilepsia

Si

No x

Encuesta N°21

Es usted un trabajador o estudia algo relacionado con la salud.

Si

No x

Conoce la enfermedad celiaca

Si x

No

Conoce el síndrome de enfermedad celiaca, calcificaciones cerebrales y epilepsia

Si

No x

Encuesta N°22

Es usted un trabajador o estudia algo relacionado con la salud.

Si

No x

Conoce la enfermedad celiaca

Si x

No

Conoce el síndrome de enfermedad celiaca, calcificaciones cerebrales y epilepsia

Si

No x

Encuesta N°23

Es usted un trabajador o estudia algo relacionado con la salud.

Si x

No

Conoce la enfermedad celiaca

Si x

No

Conoce el síndrome de enfermedad celiaca, calcificaciones cerebrales y epilepsia

Si

No x

Encuesta N°24

Es usted un trabajador o estudia algo relacionado con la salud.

Si x

No

Conoce la enfermedad celiaca

Si x

No

Conoce el síndrome de enfermedad celiaca, calcificaciones cerebrales y epilepsia

Si

No x

Encuesta N°25

Es usted un trabajador o estudia algo relacionado con la salud.

Si

No x

Conoce la enfermedad celiaca

Si x

No

Conoce el síndrome de enfermedad celiaca, calcificaciones cerebrales y epilepsia

Si

No x

Encuesta N°26

Es usted un trabajador o estudia algo relacionado con la salud.

Si

No x

Conoce la enfermedad celiaca

Si x

No

Conoce el síndrome de enfermedad celiaca, calcificaciones cerebrales y epilepsia

Si

No x

Encuesta N°27

Es usted un trabajador o estudia algo relacionado con la salud.

Si x

No

Conoce la enfermedad celiaca

Si x

No

Conoce el síndrome de enfermedad celiaca, calcificaciones cerebrales y epilepsia

Si x

No

Encuesta N°28

Es usted un trabajador o estudia algo relacionado con la salud.

Si

No x

Conoce la enfermedad celiaca

Si x

No

Conoce el síndrome de enfermedad celiaca, calcificaciones cerebrales y epilepsia

Si

No x

Encuesta N°29

Es usted un trabajador o estudia algo relacionado con la salud.

Si

No x

Conoce la enfermedad celiaca

Si

No x

Conoce el síndrome de enfermedad celiaca, calcificaciones cerebrales y epilepsia

Si

No x

Encuesta N°30

Es usted un trabajador o estudia algo relacionado con la salud.

Si x

No

Conoce la enfermedad celiaca

Si x

No

Conoce el síndrome de enfermedad celiaca, calcificaciones cerebrales y epilepsia

Si

No x

Encuesta N°31

Es usted un trabajador o estudia algo relacionado con la salud.

Si x

No

Conoce la enfermedad celiaca

Si x

No

Conoce el síndrome de enfermedad celiaca, calcificaciones cerebrales y epilepsia

Si

No x

Encuesta N°32

Es usted un trabajador o estudia algo relacionado con la salud.

Si x

No

Conoce la enfermedad celiaca

Si x

No

Conoce el síndrome de enfermedad celiaca, calcificaciones cerebrales y epilepsia

Si

No x

Encuesta N°33

Es usted un trabajador o estudia algo relacionado con la salud.

Si

No x

Conoce la enfermedad celiaca

Si x

No

Conoce el síndrome de enfermedad celiaca, calcificaciones cerebrales y epilepsia

Si

No x

Encuesta N°34

Es usted un trabajador o estudia algo relacionado con la salud.

Si

No x

Conoce la enfermedad celiaca

Si x

No

Conoce el síndrome de enfermedad celiaca, calcificaciones cerebrales y epilepsia

Si

No x

Encuesta N°35

Es usted un trabajador o estudia algo relacionado con la salud.

Si

No x

Conoce la enfermedad celiaca

Si x

No

Conoce el síndrome de enfermedad celiaca, calcificaciones cerebrales y epilepsia

Si

No x

Encuesta N°36

Es usted un trabajador o estudia algo relacionado con la salud.

Si

No x

Conoce la enfermedad celiaca

Si x

No

Conoce el síndrome de enfermedad celiaca, calcificaciones cerebrales y epilepsia

Si

No x

Encuesta N°37

Es usted un trabajador o estudia algo relacionado con la salud.

Si x

No

Conoce la enfermedad celiaca

Si x

No

Conoce el síndrome de enfermedad celiaca, calcificaciones cerebrales y epilepsia

Si x

No

Encuesta N°38

Es usted un trabajador o estudia algo relacionado con la salud.

Si

No x

Conoce la enfermedad celiaca

Si x

No

Conoce el síndrome de enfermedad celiaca, calcificaciones cerebrales y epilepsia

Si

No x

Encuesta N°39

Es usted un trabajador o estudia algo relacionado con la salud.

Si

No x

Conoce la enfermedad celiaca

Si x

No

Conoce el síndrome de enfermedad celiaca, calcificaciones cerebrales y epilepsia

Si

No x

Encuesta N°40

Es usted un trabajador o estudia algo relacionado con la salud.

Si

No x

Conoce la enfermedad celiaca

Si x

No

Conoce el síndrome de enfermedad celiaca, calcificaciones cerebrales y epilepsia

Si

No x

Encuesta N°41

Es usted un trabajador o estudia algo relacionado con la salud.

Si x

No

Conoce la enfermedad celiaca

Si x

No

Conoce el síndrome de enfermedad celiaca, calcificaciones cerebrales y epilepsia

Si

No x

Encuesta N°42

Es usted un trabajador o estudia algo relacionado con la salud.

Si

No x

Conoce la enfermedad celiaca

Si x

No

Conoce el síndrome de enfermedad celiaca, calcificaciones cerebrales y epilepsia

Si

No x

Encuesta N°43

Es usted un trabajador o estudia algo relacionado con la salud.

Si x

No

Conoce la enfermedad celiaca

Si x

No

Conoce el síndrome de enfermedad celiaca, calcificaciones cerebrales y epilepsia

Si

No x

Encuesta N°44

Es usted un trabajador o estudia algo relacionado con la salud.

Si x

No

Conoce la enfermedad celiaca

Si x

No

Conoce el síndrome de enfermedad celiaca, calcificaciones cerebrales y epilepsia

Si

No x

Encuesta N°45

Es usted un trabajador o estudia algo relacionado con la salud.

Si

No x

Conoce la enfermedad celiaca

Si x

No

Conoce el síndrome de enfermedad celiaca, calcificaciones cerebrales y epilepsia

Si

No x

Encuesta N°46

Es usted un trabajador o estudia algo relacionado con la salud.

Si

No x

Conoce la enfermedad celiaca

Si x

No

Conoce el síndrome de enfermedad celiaca, calcificaciones cerebrales y epilepsia

Si

No x

Encuesta N°47

Es usted un trabajador o estudia algo relacionado con la salud.

Si

No x

Conoce la enfermedad celiaca

Si x

No

Conoce el síndrome de enfermedad celiaca, calcificaciones cerebrales y epilepsia

Si

No x

Encuesta N°48

Es usted un trabajador o estudia algo relacionado con la salud.

Si

No x

Conoce la enfermedad celiaca

Si x

No

Conoce el síndrome de enfermedad celiaca, calcificaciones cerebrales y epilepsia

Si

No x

Encuesta N°49

Es usted un trabajador o estudia algo relacionado con la salud.

Si x

No

Conoce la enfermedad celiaca

Si x

No

Conoce el síndrome de enfermedad celiaca, calcificaciones cerebrales y epilepsia

Si

No x

Encuesta N°50

Es usted un trabajador o estudia algo relacionado con la salud.

Si

No x

Conoce la enfermedad celiaca

Si x

No

Conoce el síndrome de enfermedad celiaca, calcificaciones cerebrales y epilepsia

Si

No x